UN CHAPITRE

DES

LACUNES, ERREURS ET IMPERFECTIONS

DE LA LITTÉRATURE MÉDICALE

LETTRE CHIRURGICALE A M. LE D^r AR. VERNEUIL

Professeur agrégé à la Faculté de médecine de Paris

OU L'ON ÉCRIT POUR LA PREMIÈRE FOIS L'HISTOIRE VÉRITABLE
D'UNE OBSERVATION DÉJA CONNUE

PAR

ERNEST BERCHON, D. M. P.

Chirurgien de première classe de la marine, chef des travaux anatomiques
de l'École de médecine navale de Rochefort,
membre associé national de la Société d'anthropologie de Paris, etc

AVEC FIGURES INTERCALÉES DANS LE TEXTE.

PARIS

VICTOR MASSON ET FILS

PLACE DE L'ÉCOLE-DE-MÉDECINE

1861

UN CHAPITRE

DES

LACUNES, ERREURS ET IMPERFECTIONS

DE LA LITTÉRATURE MÉDICALE

———

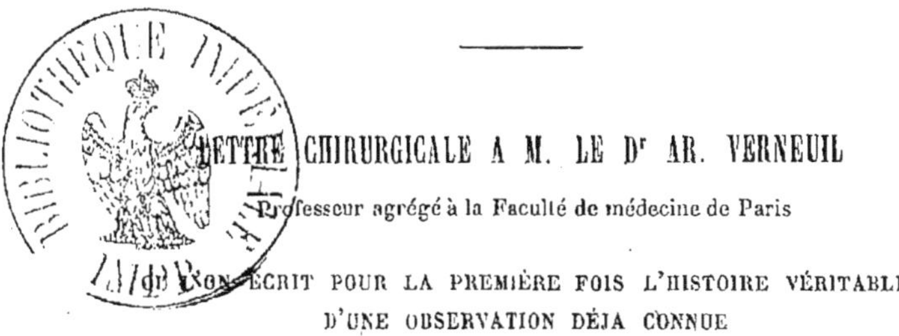

LETTRE CHIRURGICALE A M. LE Dr AR. VERNEUIL

Professeur agrégé à la Faculté de médecine de Paris

OÙ SON ÉCRIT POUR LA PREMIÈRE FOIS L'HISTOIRE VÉRITABLE
D'UNE OBSERVATION DÉJA CONNUE

PAR

ERNEST BERCHON, D. M. P.

Chirurgien de première classe de la marine, chef des travaux anatomiques
de l'École de médecine navale de Rochefort,
membre associé national de la Société d'anthropologie de Paris, etc.

———

AVEC FIGURES INTERCALÉES DANS LE TEXTE.

———

PARIS

VICTOR MASSON ET FILS

PLACE DE L'ÉCOLE-DE-MÉDECINE

1861

EXTRAIT DE LA GAZETTE HEBDOMADAIRE DE MÉDECINE ET DE CHIRURGIE.

Paris. — Imprimerie de L. Martinet, rue Mignon, 2.

UN CHAPITRE

DES

ERREURS, LACUNES ET IMPERFECTIONS

DE LA LITTÉRATURE MÉDICALE.

UN MOT D'INTRODUCTION.

J'ai entrepris, depuis quelques années, à mes risques et périls, une croisade contre la fausse érudition et la science falsifiée, et me suis fait redresseur... de textes. J'ai choisi à dessein la forme comique du feuilleton, et j'ai pris pour épigraphe le fameux *Ridendo castigat mores* pour être plus sûr d'être lu, et non point, comme on pourrait le croire, pour me faire pardonner une œuvre que je crois éminemment utile, c'est-à-dire une épuration de notre littérature médicale. On a diversement jugé ma tentative, et mes intérêts y ont plus perdu que gagné. Cependant, malgré sa futilité apparente, ma critique a porté déjà quelques fruits. En la continuant quelques années encore, je ne désespère pas d'obtenir des résultats plus décisifs; plus tard, sans doute, on trouvera que j'ai eu raison; déjà j'ai reçu, en secret, des encouragements et des approbations, mais ce qui m'a le plus satisfait, c'est d'avoir déjà trouvé quelques imitateurs parmi des écrivains sincèrement attachés à la vérité, et surtout désintéressés, car aucun motif personnel ne les pousse dans la voie scabreuse où je me suis engagé.

Ils ont compris, comme moi, que la révision entière de notre littérature était indispensable, et qu'on ferait sûrement progresser notre science en la débarrassant d'abord des impuretés qui la déparent et la souillent; ils m'aident donc dans mon travail, et consacrent volontiers quelques heures à arracher la mauvaise herbe. J'accepte avec empressement leur concours ; la tâche que je me suis donnée en deviendra moins lourde, et si je regrette une chose, c'est de n'avoir pas plus de collaborateurs.

C'est avec un vif plaisir que je publie aujourd'hui un travail qui m'a été adressé par un jeune chirurgien de la marine, ami de l'érudition, et, à ce titre, mon ami, quoique je n'aie point l'honneur de le connaître personnellement. M. le docteur Berchon, tout en se livrant à des publications sérieuses, a utilisé ses loisirs à écrire avec esprit, ce qui ne gâte rien, un opuscule qui se recommande de lui-même. Le lecteur y trouvera, après la partie critique, une excellente description d'un fait unique en son genre, et une très bonne discussion chirurgicale sur le mécanisme bizarre de la blessure. M. Berchon ne s'est donc pas contenté de détruire l'erreur, il a rétabli la vérité, de façon à devenir presque père d'une des observations les plus intéressantes que l'on puisse voir.

C'est dit, je remercie mon confrère de sa bienveillante dédicace, et je lui donne la parole sans plus tarder.

AR. VERNEUIL.

I. — VOYAGE A LA RECHERCHE DU VÉRITABLE TEXTE D'UNE OBSERVATION CHIRURGICALE SOUVENT CITÉE.

> « Quand on doute et qu'on veut savoir, on cherche, et,
> quand on cherche, on trouve toujours quelque chose ; mais
> il arrive plus d'une fois qu'on trouve précisément le con-
> traire de ce qu'on cherchait. »
>
> VERNEUIL, *Gazette hebdomadaire de médecine et de
> chirurgie* de Paris, août 1860.
>
> *Ibam forte via sacra.*
> HORACE, sat. IX, liv. I.

J'avais un jour le feu sacré, et, venant soudain à penser (par un enchaînement d'idées que le lecteur expliquera, s'il peut) à l'observation souvent citée d'un fleuret traversant le poumon et trouvé d'une manière toute fortuite dans une autopsie, je résolus de profiter de mon séjour à Rochefort pour rechercher la pièce pathologique de ce fait, qu'on disait y exister.

Je franchis donc rapidement le kilomètre qui séparait ma chambre du musée de l'École de médecine navale avec l'entrain des émigrants d'autrefois partant pour la Californie, et bien décidé à satisfaire jusqu'au bout l'instinct de curiosité qui s'était emparé de moi.

A peine arrivé, j'eus l'incroyable bonne fortune de mettre immédiatement la main sur la pièce de conviction rêvée ; elle figurait, et figure encore, dans un coin de l'armoire 15 de la salle d'anatomie, sous le n° 7 de la catégorie des *Plaies diverses*.

Ma joie fut cependant bien vite tempérée, comme, hélas ! toutes celles de cette terre ! car j'acquis bientôt la conviction que des divergences capitales existaient entre la nature des lésions que j'examinais et les descriptions restées dans ma mémoire.

Je résolus donc de noter sur place tous les détails du corps du délit, et ma seconde préoccupation fut de revenir à mon point de départ pour consulter l'article DES PLAIES DE POITRINE du *Dictionnaire de médecine* en 30 vol. C'était là que mes plus anciens souvenirs de concours me faisaient croire que j'avais pris la première connaissance du fait lui-même.

Voici ce que je lus :

« Un forçat étant mort à l'hôpital de Rochefort, on trouva dans
» sa poitrine un fragment de fleuret qui avait traversé le thorax
» de part en part, et dont une des extrémités était plantée dans
» l'épaisseur d'une côte, tandis que l'autre était fichée dans le
» corps d'une vertèbre. La partie moyenne de l'instrument était

» logée au milieu du poumon et entourée de concrétions calcaires.
» On apprit que la blessure datait de quinze ans, et, avant l'au-
» topsie, personne ne soupçonnait la présence du corps étranger. »
(M. Guillon, cité par M. Velpeau, *Médecine opératoire*, t. III,
p. 230.) [1]

Décidément, mes doutes étaient vérifiés, car cette description,
assez écourtée, s'accordait fort peu, comme on s'en apercevra
plus tard, avec ce que je venais de voir.

Mais, comme j'avais désormais un guide pour mes recherches
dans la citation qui terminait l'article du *Dictionnaire*, j'allais fran-
chir de nouveau la distance qui me séparait de la bibliothèque de
l'hôpital de la Marine, quand je réfléchis que je pouvais éviter
peut-être ce dérangement et la perte de temps qu'il devait encore
m'occasionner (*time is money!*) en fouillant un peu dans les rayons
d'une bibliothèque malheureusement trop garnie pour ma vie no-
made de marin.

Je fis donc visite à mes chers livres, et, saisissant le tome indiqué de M. Velpeau, j'eus un premier désappointement, qu'aurait,
certes, pu m'épargner l'auteur de l'article du *Répertoire*, en ajou-
tant simplement le numéro de l'édition à la citation qu'il avait pris
la peine de faire, car, ouvrant le tome III de l'édition de 1832, je
vis que sa pagination continuait celle du tome II ; qu'il commen-
çait, par suite, à la page 503 et ne renfermait, d'ailleurs, aucune
indication du chapitre des *plaies de poitrine* que je cherchais.

Je ne trouvai, du reste, aucune mention du fait dans les trois
volumes du même ouvrage, et, privé de tout indice au sujet de la
publication particulière de M. Guillon, je me préparais décidément
à entreprendre mon petit voyage, quand je jugeai plus raisonna-
blement que j'avais encore à ma disposition diverses pathologies
externes ou chirurgicales, et qu'un fait aussi remarquable que celui
dont je voulais trouver la première description ne pouvait avoir
été oublié par le temps de copistes auquel nous appartenons.

Cette nouvelle pensée me conduisit ainsi à ouvrir le *Traité de
pathologie* de Vidal, t. IV, 2ᵉ édition, 1846 (2), où je pus lire à la
page 259 la reproduction légèrement paraphrasée du passage cité
plus haut, avec la seule différence pourtant que Vidal semblait
heureux de confirmer la vérité de l'observation qu'il copiait, en la

---

(1) *Dictionnaire de médecine, ou Répertoire général des sciences médicales* en
30 vol., t. XXV, p. 442, 1842, art. de MARJOLIN.

(2) La première édition (t. IV, 1840) ne dit rien du même fait ; les troisième et
quatrième éditions (1851 et 1855) reproduisent les mêmes termes que la seconde.
Voy. t. IV, p. 26. La cinquième édition de l'ouvrage de Vidal, annotée par M. Fano,
ne contient de plus que les précédentes que ces mots : « observé par Guillon », sans
autre indication. — 1860, t. IV, p. 84,

faisant précéder de ces quelques mots : « Ainsi, il est très vra
que, chez un forçat, etc. »

Par contre, je ne rencontrai dans ce second article aucune citation, ni de M. Velpeau ni de M. Guillou, que Vidal avait pourtant
de bonnes raisons de connaître, comme nous le verrons plus
loin.

J'étais, par suite, presque moins avancé qu'avant cette dernière
recherche (quoique tranquillisé sur la véracité du fait), et je m'em-
pressai d'ouvrir le tome III des *Éléments de pathologie chirurgicale*
de M. Nélaton, édition unique, 1854, p. 491, pour y rencontrer
la reproduction, cette fois parfaitement exacte, du passage du *Dictionnaire* en 30 vol. J'y trouvai même deux indications bibliographiques précieuses : d'abord, la confirmation de celle de la *Médecine opératoire* de M. Velpeau, toujours, il est vrai, sans indication
d'édition ; puis celle de l'observation primitive de M. Guillon, pu-
bliée dans la *Presse médicale*, t. I, p. 151.

Muni de ces nouveaux guides, et sans trop feuilleter la *Pathologie médico-chirurgicale* de Roche et Sanson (4ᵉ édition, 1844), le
Dictionnaire de médecine et de chirurgie pratiques, et le *Dictionnaire des dictionnaires* de Fabre, qui ne me parurent pas avoir fait
allusion à l'objet de mes fouilles scientifiques, j'entrepris décidément mon excursion bibliographique, en prenant la ferme résolu-
tion de ne jamais faire la moindre citation sans l'accompagner de
tous ses renseignements accessoires.

Que de peines et de tourments on éviterait ainsi aux lecteurs
bénévoles !

Mais ce troisième voyage devait m'apporter de nouvelles per-
plexités, de nouveaux doutes.

La deuxième édition de la *Médecine opératoire* de M. Velpeau,
1839, t. III, renfermait, en effet, ce qui suit à la page 230 (*Corps
étrangers du thorax*) :

« Un forçat mourut d'une affection viscérale à l'hôpital de Ro
» chefort. On trouva dans la poitrine de cet homme *un fleuret* (en
» italiques) qui l'avait traversée de part en part, dont une des ex-
» trémités existait dans l'épaisseur d'une côte et l'autre dans le
» corps d'une vertèbre, tandis que sa partie moyenne, recouverte
» de stalactites, était enfermée au milieu du poumon. On apprit
» que la blessure datait de quinze ans, et personne ne se doutait
» de la présence d'un semblable corps étranger dans le thorax du
» malade. »

C'était bien à peu près le texte reproduit par l'article du *Dictionnaire*, sauf un renseignement de plus, l'affection viscérale à
laquelle le forçat avait succombé, et deux détails particuliers que
Marjolin avait cru sans doute pouvoir se permettre de modifier

pour diminuer le merveilleux du récit de M. Velpeau, à savoir : la présence d'un fleuret entier au lieu d'un fragment de cette arme, et l'expression de *stalactites* remplacée par *concrétions calcaires*, mots incontestablement moins pittoresques.

J'avais donc, en somme, peu gagné à remonter plus près vers la source ; mais je crus enfin toucher au terme de toutes mes incertitudes en ouvrant le premier volume de la *Presse médicale*, ancien journal hebdomadaire fondé par M. Amédée Latour en décembre 1836 (prospectus), et qui, d'après M. Velpeau, copié par M. Nélaton, devait renfermer à la page 151 l'observation sans doute originale de M. Guillon.

Je ne fus point trompé.

Elle figurait dans une lettre du 26 février 1837, adressée par M. Guillon, docteur-médecin à Coze (Charente-Inférieure), à M. Amédée Latour lui-même, au sujet des faits extraordinaires de la chirurgie, critiqués à outrance par Vidal (de Cassis) dans le n° du 22 février de la même année.

Voici le texte, qui avait pour épigraphe :

Le vrai peut quelquefois n'être pas vraisemblable.

« Le cabinet anatomique de Rochefort renferme le thorax d'un
» forçat, mort d'une affection abdominale, qui vécut quinze ans
» au bagne avec une portion de fleuret brisée dont on n'avait
» jamais soupçonné la présence, et qui, introduite entre la qua-
» trième et la cinquième côte, avait traversé le poumon droit et
» s'était fixée dans la colonne vertébrale.

» La côte sur laquelle elle appuyait en dehors et la vertèbre
» dans le corps de laquelle elle était implantée avaient donné lieu
» chacune à la production d'une lame osseuse qui s'avançait au-
» dessous en forme d'assise, de manière à la supporter dans une
» plus grande étendue. La portion du poumon traversé était carti-
» lagineuse dans un rayon d'un demi-pouce. Le reste de l'organe
» était parfaitement sain.

» Les renseignements pris plus tard sur cet homme ont appris
» que, dans un guet-apens, l'individu qu'il avait attaqué, et qui ne
» le connaissait pas, s'était, en effet, servi pour se défendre d'une
» canne à lance dont il était armé par hasard, et qui s'était rom-
» pue, sans que la santé dont cet homme avait continué à jouir en
» apparence eût jamais élevé sur lui le moindre soupçon, car je
» crois me rappeler que sa condamnation était basée sur un autre
» crime. Dans tous les cas, cela ne changerait rien à la nature du
» fait chirurgical. »

Hélas ! trois fois hélas ! pour quelques renseignements nouveaux et plus complets qui donnaient au récit de M. Guillon l'apparence d'une observation sérieuse, que d'erreurs ne trouvais-je pas dans le texte de ce confrère qui semblait pourtant parler *de visu !* Vidal eût été, certes, bien heureux de pouvoir rendre sa réponse plus piquante et plus écrasante à la fois s'il avait pu démontrer, comme nous allons le faire, que son critique avait broché son histoire de souvenirs éloignés et, par conséquent, tellement inexacts, qu'on serait tenté de croire qu'il n'avait même jamais vu la pièce pathologique dont il parlait.

Le cabinet anatomique de l'hôpital de Rochefort ne renferme point, en effet, le thorax du forçat blessé, mais bien une partie très restreinte de la cage thoracique de cet individu.

L'instrument vulnérant n'est point un fleuret, comme M. Velpeau semble avoir tenu seul à le faire remarquer en mettant ce mot en italique (1), ni même une portion de fleuret, comme l'avait publié M. Guillon, qui, par une contradiction qui lui aura sans doute échappé, dit, dans la dernière partie de sa lettre, que c'était la lance cachée d'une canne.

Cet instrument n'a point pénétré entre la quatrième et la cinquième côte, comme le dit M. Guillon, ni traversé le thorax de part en part, comme l'avance M. Velpeau, copié par Marjolin, Vidal et M. Nélaton.

Il n'a point intéressé le poumon droit, mais bien le gauche ; il n'est point venu se fixer dans le corps d'une vertèbre, et si décidément les stalactites ou les concrétions calcaires n'ont existé que dans le texte de M. Velpeau et de ses copistes, les productions osseuses qui se sont développées ne se présentent point davantage sous la forme d'une lame d'os s'avançant en assise pour supporter le corps étranger.

Les autres détails de l'autopsie du poumon et les commémoratifs posthumes, bien confus déjà dans la lettre de M. Guillon, sont aussi fort peu propres à inspirer de la certitude.

Adoptez donc de confiance et sans vérification des observations merveilleuses !

Et pourtant le fait a existé, il a conservé sa preuve la plus irrécusable ; il est certainement assez remarquable pour qu'on le rappelle, plus merveilleux même que les récits qu'on en a faits, et c'est à ces divers titres que nous avons pensé qu'il y avait quelque utilité à refaire complétement son observation détaillée, ornée même du dessin de la pièce pathologique (2), et sans omission des documents justificatifs qui s'y rapportent.

(1) C'était sûrement pour exprimer un doute ; mais pourquoi modifier le texte primitif de M. Guillon ?

(2) Nous devons les deux planches qui complètent notre travail à M. Ardouin, étudiant en médecine de Rochefort, qui a heureusement reproduit les particularités de la pièce de conviction du débat.

Or, ce n'a pas été sans peine que nous avons pu recueillir des renseignements quelque peu précis sur la date de l'autopsie elle-même, soit en consultant de vieux et poudreux registres qui ne nous ont rien appris, soit en interrogeant les souvenirs de la plupart des professeurs anciens ou actuels de l'école de Rochefort, ainsi que ceux des médecins qui avaient quitté depuis longtemps la marine pour la vie civile.

Nous dirons bientôt quel a été le résultat de nos recherches ; mais on se convaincra sans peine des erreurs sans nombre du récit de M. Guillon en lisant la description, cette fois garantie, de la pièce pathologique du musée.

II. — DESCRIPTION NOUVELLE, ET CETTE FOIS AUTHENTIQUE, DE LA PIÈCE PATHOLOGIQUE QUI FAIT LE SUJET DU MÉMOIRE.

Cette pièce comprend six vertèbres, ainsi qu'une partie des côtes attenantes, et non le thorax entier du sujet.

Ces vertèbres sont, de bas en haut, les cinquième, quatrième, troisième, deuxième et première dorsales, et la septième cervicale, dont les apophyses transverses présentent à leur base, et de chaque côté, une perforation analogue à celles destinées au passage de l'artère vertébrale, mais obturée par une mince membrane.

Les articulations des vertèbres entre elles et avec les cinq premières côtes ont encore toute leur intégrité.

Ces derniers os sont conservés dans une étendue de $0^m,03$ à $0^m,04$ à droite, et de $0^m,14$ à gauche. La première côte de ce côté est entière, et paraît peut-être un peu plus développée et un peu plus large en avant que dans l'état normal.

Le corps étranger, représenté dans des dimensions réduites sur le dessin joint à cette note, a :

$0^m,083$ de longueur totale ;

$0^m,04$ de largeur à sa partie supérieure brisée ;

$0^m,007$ à sa partie moyenne, et se termine en pointe assez aiguë ; son épaisseur est celle d'une lame d'épée mince, et mesure $0^m,001$ à $0^m,003$ environ.

Il est fixé en haut à la face inférieure de la première côte, immédiatement au-dessous de son bord interne, à $0^m,04$ de la facette articulaire antérieure de cet os et à $0^m,09$ de son articulation avec la colonne vertébrale, c'est-à-dire un peu en arrière du point de réunion du tiers antérieur avec les deux tiers postérieurs de la courbure que décrit en dedans le premier arc osseux gauche du thorax (1).

Il s'étend de là jusqu'à la partie supérieure et interne de la tête de la quatrième côte gauche, à quelques millimètres de la demi-surface articulaire supérieure qui s'unit avec la demi-surface articulaire inférieure du corps de la troisième vertèbre dorsale, et n'a aucune connexion, par conséquent, avec cette partie des vertèbres, ce qu'on a toujours avancé.

La distance qui sépare les deux points indiqués des première et quatrième côtes n'étant que de 0^m,065, la pointe de l'instrument est entièrement cachée ; elle a traversé toute l'épaisseur de la quatrième côte d'avant en arrière et de haut en bas, puis a transpercé également la base de l'apophyse transverse de la quatrième vertèbre dorsale, et est enfin venue sortir en arrière de cette apophyse, à 0^m,01 de l'union médiane postérieure des deux lames vertébrales, à quelques millimètres seulement du bord supérieur de la lame gauche.

Le corps vulnérant se trouve solidement fixé dans cette position, non-seulement par l'implantation qui vient d'être signalée, mais encore par la présence d'ostéophytes développés sur le bord interne et inférieur de la première côte et sur la tête de la quatrième.

Les ostéophytes supérieurs, disposés en avant et en arrière du corps étranger, ont environ 0^m,015 de longueur chacun ; les inférieurs, intime-

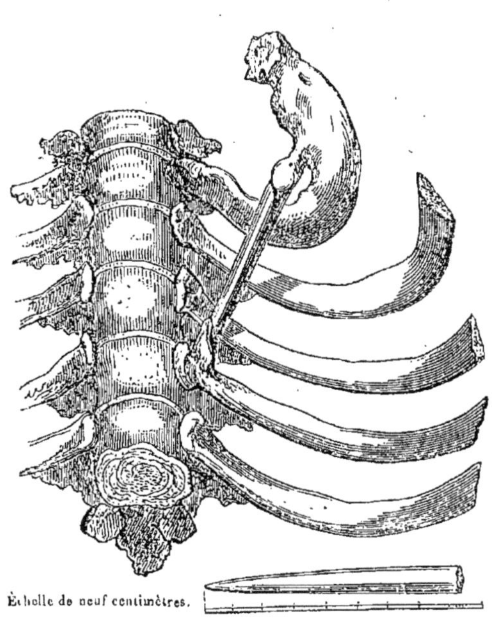

Planche I. — Pièce vue par la face antérieure

(1) On remarque au-dessus du même point, et le long du bord interne et supérieur de la côte, une légère dépression en arrière de laquelle s'élève un tubercule osseux, distinct de celui du muscle scalène, et dont l'origine et les dimensions sont appréciées plus loin.

ment réunis en dedans.. forment par

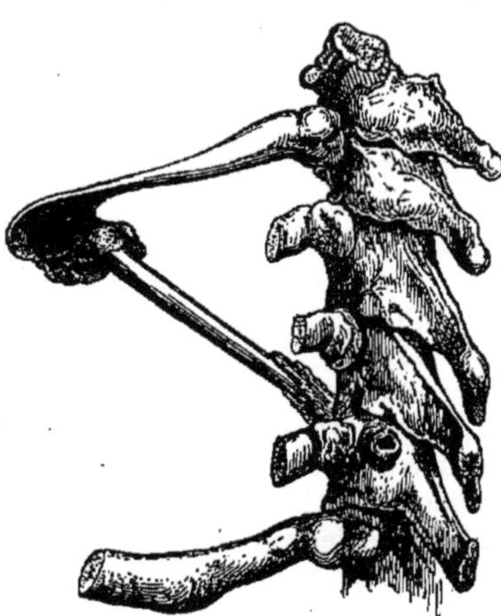

Planche II. — Pièce vue de profil, la première côte conservée. On voit en bas la gaîne osseuse qui enchatonne le corps étranger près de son extrémité et la perforation de la lame vertébrale.

suite une véritable gaîne de $0^m,02$ de hauteur qui enveloppe presque entièrement la lame de fer en ce point.

On remarque également à l'ouverture postérieure arrondie du canal traumatique qui aboutit dans la gouttière vertébrale gauche quelques élevures peu considérables de l'os, correspondant à la pointe de l'instrument.

Il n'y a point de communication entre ce canal et celui qui loge la moelle.

L'invagination qui vient d'être décrite est telle, que le corps vulnérant n'est réellement visible que dans une étendue de $0^m,04$ à $0^m,05$, bien que sa longueur totale soit, avons nous dit, de $0^m,08$.

La surface intérieure de la gaîne de la quatrième côte est lisse dans toute son étendue et semble exactement moulée sur le fragment de fer, dont la partie apparente, aujourd'hui rouillée, présente encore dans plusieurs points des incrustations ou des élevures qui tendraient à faire admettre qu'elle était revêtue dans le poumon d'une couche isolante dont la nature est difficile à apprécier maintenant d'une manière certaine (1).

La direction du corps étranger forme enfin, avec le plan médian vertical du corps, un angle aigu de 45 degrés ouvert en haut, et, avec le plan transversal tangent à la partie moyenne et antérieure de la quatrième vertèbre dorsale, un angle ouvert en avant de 50 degrés environ.

---

(1) Des analyses, instituées dans le but de déterminer la composition chimique des élevures qui sont ici signalées, n'ont pu aboutir à un résultat concluant. Elles ont fait connaître la présence : 1° d'une quantité notable de sesqui-oxyde de fer, due à la rouille du corps vulnérant ; 2° de matière résineuse provenant du vernis employé à la conservation de la pièce ; 3° des traces de matière organique, dont un accident n'a pas permis de doser l'azote.

III. — ÉTUDE ANATOMIQUE ET CHIRURGICALE.

Telle est la description exacte de la pièce pathologique conservée au musée de Rochefort. Elle présente des différences tellement considérables avec celles qui ont été publiées, que je ne crois pas nécessaire de les faire davantage ressortir.

Une étude sans contredit plus intéressante est l'analyse :

1° Des circonstances de la blessure elle-même ;

2° De son siége précis ;

3° Des organes qui ont pu être atteints ou évités ;

4° Enfin des conséquences immédiates ou éloignées de la présence du corps vulnérant brisé et fixé dans l'intérieur du thorax.

Nous allons essayer d'en esquisser les principaux traits.

Nous n'avons pu recueillir de documents écrits sur la date exacte de l'autopsie, malgré des recherches assez nombreuses que nous ne désespérons pas pourtant de voir réussir.

Nous croyons cependant être en mesure de la fixer d'une manière presque certaine à l'année 1826, d'après l'affirmation des docteurs Saint-Hilaire fils et Phelippeaux (de Rochefort), qui nous ont dit : le premier, avoir assisté à la découverte accidentelle du corps étranger, et le second l'avoir faite lui-même en s'efforçant d'extraire le poumon gauche du thorax d'un forçat dont le cadavre servait aux dissections des élèves.

Mais si nous avons été assez heureux pour parvenir, non sans peine, lettres et démarches, à rencontrer deux témoins oculaires du fait dont nous écrivons l'histoire, il ne nous a guère été possible d'arriver à une conclusion sur la profession antérieure du condamné, sur le lieu ou la cause de sa condamnation, sur sa nationalité même.

Un résultat tout aussi négatif était de plus facile à prévoir relativement à la date de la blessure, d'après la nature de la lésion, l'intérêt que le forçat semblait avoir eu à ne pas révéler son origine et le soin avec lequel il l'avait toujours tenue secrète.

Nous n'ajoutons donc pas une entière confiance au récit assez peu clair, du reste, de M. Guillon, et cela avec d'autant plus de raison, qu'il existe de nombreuses variantes à ce sujet parmi les médecins de l'École de médecine de Rochefort, que nous avons, successivement consultés (1).

---

(1) C'est ainsi qu'un duel, un accident de guerre, un accès de jalousie, un suicide, sont indiqués comme causes de la blessure ..

Que, pour les uns, le forçat était un ancien négociant, un notaire, un soldat...

Qu'on le regarde tour à tour comme Français, étranger, Piémontais, etc.

Ce n'était qu'avec une extrême difficulté qu'on pouvait autrefois obtenir la vérité de la part des forçats de nos bagnes, même sur des faits présents; à plus forte raison peut-on regarder comme apocryphes ou tout au moins douteux des renseignements pris après la mort du sujet, surtout dans le cas actuel.

Rappelons, en effet, que, quelle que soit la version adoptée, la blessure que nous étudions était restée ignorée pendant la vie et n'avait eu, d'après toutes les informations, aucune part dans la condamnation aux travaux publics.

Les renseignements judiciaires faisant défaut, reste la tradition du bagne lui-même. Or, un seul fait suffirait, de reste, à prouver le peu de certitude des données puisées à pareille source.

Ce fait est le récit que répète chaque jour aux étrangers qui visitent le musée de Rochefort un ex-forçat gracié, devenu gardien d'amphithéâtre.

Cet homme raconte, en montrant la pièce pathologique qui nous occupe, l'histoire merveilleuse d'un certain Vertdegris (1), qui, pendant son séjour au bagne, se prit de querelle avec un autre condamné dans la loge du perruquier des forçats, et voulut vider par les armes le différend survenu (chose inouïe dans les annales des ports).

Il ajoute que Vertdegris imagina et mit en pratique pour cela, dans la prairie de Rosne, près de Rochefort, un duel dont les armes offensives et défensives étaient constituées par les deux branches du ciseau du frater, fixées séparément au bout d'un bâton.

Ledit gardien cite imperturbablement le jour et le mois de l'année témoin de l'accident, en affirmant que Vertdegris fut seul blessé et porta sans aucune incommodité jusqu'à sa mort le demi-ciseau que son adversaire avait plongé dans sa poitrine.

Il dit de plus l'avoir beaucoup connu.

Or, il n'est pas un de ces détails qui ne soit parfaitement controuvé; nous avons vu que l'accident remontait assez loin, et la durée du séjour du forçat au bagne de Rochefort semble même avoir été très diversement appréciée d'après les observations déjà citées.

Marjolin, Vidal et M. Nélaton disent, en effet, d'après M. Velpeau, et on ne sait pour quelle raison, que la blessure datait de quinze ans, tandis que M. Guillon énonce seulement que le condamné vécut quinze ans au bagne sans qu'on s'aperçût de la présence du corps étranger.

---

(1) Ce nom, qui paraît au moins singulier, était peut-être un sobriquet, ou encore l'altération d'une orthographe italienne, s'il est vrai que le forçat fût étranger et Piémontais.

D'un autre côté, la pièce pathologique porte sur la face interne de la quatrième côte l'inscription suivante, qui parait assez ancienne :

« Le sujet a vécu six ans au bagne avec ce corps étranger sans » incommodité. »

Un peu de scepticisme est donc permis en pareille circonstance, et, du reste, tous ces détails du commémoratif n'ont pas assez d'importance pour qu'il y ait utilité à s'y arrêter plus longtemps.

Il y a certainement plus d'intérêt à rechercher quel a été le mode d'introduction du corps vulnérant.

Il est d'abord évident que le fragment décrit n'a jamais appartenu à un fleuret ou à des ciseaux ; c'est très probablement l'extrémité d'une courte épée, ce qui donnerait quelque vraisemblance à l'histoire de la canne à lance de M. Guillon.

Mais, quelles que soient les circonstances de l'assassinat ou de la blessure (car les avis sont, je le répète, très partagés sur cette question), l'examen de la pièce pathologique démontre nettement que la lame de fer a été plongée dans la poitrine de haut en bas, d'avant en arrière et de dehors en dedans.

Quant au siège précis de l'ouverture d'entrée, un peu de réflexion et moins d'amour du merveilleux auraient dû éloigner M. Guillon de le placer entre la quatrième et la cinquième côte.

Il nous paraît difficile, en effet, d'après le récit de ce médecin et en raison surtout de l'innocuité constatée de la blessure, qu'un instrument ait pu traverser la poitrine en ce point et se fixer dans le corps d'une vertèbre, même indéterminée, sans produire des désordres incompatibles avec la vie.

Il devait nécessairement léser à ce niveau le cœur à gauche, et, des deux côtés, la partie la plus étendue des poumons, le point d'origine ou d'arrivée des gros vaisseaux cardiaques, les branches volumineuses des bronches, ou enfin les canaux lymphatiques, alimentaires ou vasculaires du thorax, et surtout les veines cave, azygos ou l'aorte, dont le volume couvre toute la périphérie du corps de presque toutes les vertèbres dorsales et lombaires.

Une lame de fer ne pourrait certainement cheminer impunément au milieu de pareils dangers.

Mais la pièce démontre, du reste, qu'il en a été tout autrement.

C'est à la partie supérieure du thorax que le corps vulnérant a pénétré dans la direction indiquée. Et la position, ainsi que la direction du fragment brisé, expliquent sans peine ce que nous allons dire du point précis de son introduction et de l'innocuité de la blessure.

Notre opinion n'est point seulement théorique ou empruntée à l'examen attentif de la pièce pathologique ; elle résulte aussi de nombreuses expériences sur des cadavres qu'on allait autopsier, expériences dans lesquelles nous avons pu reproduire avec un succès presque constant toutes les circonstances de la blessure que nous analysons.

La première question à déterminer était celle du point exact où l'instrument avait pu pénétrer.

Était-ce à travers l'épaisseur de la première côte? entre celle-ci et la clavicule? ou enfin au-dessus de ce dernier os?

Toutes ces opinions devaient être discutées, principalement en l'absence de la clavicule, dont l'ablation, regrettable, il est vrai, sur la pièce pathologique, est cependant toute naturelle, puisqu'elle est la conséquence ordinaire de l'autopsie ou de la dissection pendant laquelle on avait inopinément découvert le corps étranger.

Nous verrons, du reste, que la présence de cet os n'a pas en réalité l'importance qu'on pourrait lui supposer au point de vue de l'anatomie pathologique du fait que nous étudions.

Revenons au point d'introduction.

Nous ne croyons point que le corps étranger ait pu traverser le corps de la première côte.

On ne rencontre, en effet, aucune échancrure considérable sur le bord interne de cet os, aucune dépression anormale sur toutes les parties de son corps; les ostéophytes qu'on remarque au point indiqué sont tout à fait extérieurs et comme surajoutés au bord normal de l'os.

Si l'instrument vulnérant avait traversé la côte, il se serait brisé au-dessus d'elle ou à son niveau, et y serait probablement resté engagé, ce qui n'existe pas et n'a pu même exister, à moins d'admettre que le fer ait été dégagé par les efforts de l'inspiration.

D'un autre côté, la direction de l'arme et la solide implantation de sa pointe ne permettent pas davantage de supposer un mode d'introduction que rend peu probable, en outre, l'étendue de la pénétration de cette pointe dans la paroi postérieure du thorax.

L'impulsion primitive, en partie dépensée par la rencontre d'un premier obstacle au point d'entrée, n'eût pas été assez puissante pour cela.

Il est, du reste, difficile d'indiquer où M. Velpeau et ses copistes ont puisé ces détails, puisque M. Guillon avait dit, au contraire, que l'introduction du fer avait eu lieu entre deux côtes et que l'extrémité brisée du fragment appuyait seule en dehors sur l'une de ces dernières.

L'entrée de l'épée au-dessus de la clavicule nous paraît tout aussi difficile à admettre, non par des raisons analogues à celles qui viennent d'être exposées, mais parce qu'il nous paraît impossible, d'après les données anatomiques et d'après nos expériences, de pouvoir reproduire la blessure sans lésion des vaisseaux principaux de la région, et surtout de la veine sous-clavière et de ses branches d'origine.

Il faut se rappeler ici plusieurs points fort importants pour la discussion à laquelle nous nous livrons, à savoir :

1° La fixité de la pointe de l'instrument vulnérant dans la gaîne osseuse qu'elle s'était faite à travers la tête de la quatrième côte et la base de l'apophyse transverse de la quatrième vertèbre dorsale ;

2° L'immobilité, constante dès le début, du corps étranger, qui n'aurait besoin d'autre démonstration que la direction, le développement et les dimensions des ostéophytes supérieurs et inférieurs ;

3° La situation de l'extrémité brisée à $0^m,04$ de l'articulation sterno-costale supérieure ;

4° Enfin l'innocuité définitive de la blessure.

Ces données limitent, en effet, le débat et éloignent toute idée de rechercher comment l'artère sous-clavière a pu être évitée. Ce vaisseau se trouvait en dehors du champ parcouru par le fer, et protégé par le muscle scalène, dont le tubercule d'insertion à la première côte est situé en arrière du point où siége encore la partie rompue du corps étranger.

On peut donc réduire toute la question à déterminer comment une arme des dimensions décrites a pu être introduite dans le thorax et parcourir le trajet indiqué sans accident d'une gravité immédiate.

Or, si l'on dissèque avec soin la région sus et sous-claviculaire gauche dans sa portion antérieure, on remarque qu'à $0^m,04$ de l'articulation antérieure de la première côte, c'est-à-dire précisément au point où se trouve le bout supérieur du fragment de fer, la veine sous-clavière devait être inévitablement lésée.

Cette veine répond, en effet, en cet endroit et immédiatement en avant, à la clavicule dans une direction d'abord oblique, comme celle de la veine axillaire dont elle est la continuation, puis horizontale, vers le côté droit de la poitrine, pour constituer le tronc veineux brachio-céphalique gauche, qui se jette lui-même dans la veine cave supérieure.

L'épée aurait infailliblement traversé le vaisseau, surtout d'après la direction de ses deux bords, dont l'un, rappelons-le, était précisément tourné vers la veine.

Au-dessus du large calibre de cette dernière, fixée et maintenue près de la clavicule et du muscle sous-clavier par deux des feuillets fibreux antéro-latéraux du cou, se trouve l'embouchure ou mieux le confluent de la veine jugulaire interne, de la veine jugulaire externe, et d'une telle quantité d'autres troncs veineux cervicaux, qu'il n'est peut-être pas une région du corps où on en rencontre autant et d'aussi volumineux.

Le petit muscle omoplat-hyoïdien disparaît, en quelque sorte, au milieu des veines que l'on découvre dès qu'on a relevé les téguments, le peaucier et la deuxième aponévrose cervicale.

Nos expériences sont, du reste, d'accord avec les données anatomiques, et nous n'avons jamais été assez heureux pour éviter la veine sous-clavière en cherchant à nous mettre dans les conditions précises de l'observation remarquable que nous étudions.

Or, on sait les dangers tout particuliers de l'ouverture de troncs veineux aussi considérables et aussi rapprochés du cœur.

Reste donc l'idée que l'épée a pénétré entre la clavicule et la première côte.

C'est, à notre avis, basé sur la dissection de la région et confirmé par nos essais sur le cadavre, le seul point où la lésion pouvait être aussi inoffensive ou du moins aussi peu grave qu'elle paraît l'avoir été.

C'est le seul qui puisse convenir à la situation du corps vulnérant et à la hauteur de sa cassure.

Mais il est indispensable de faire à ce sujet une remarque, car les squelettes les mieux articulés que nous ayons vus dans les musées ou les salles d'anatomie peuvent très aisément induire en erreur relativement à la possibilité même de l'introduction d'un corps vulnérant entre les deux os que nous venons de nommer.

Ces squelettes, auxquels on a d'ailleurs plus d'un reproche à faire, ne peuvent donner qu'une idée très fausse, d'abord de la direction normale oblique en haut et un peu en arrière de la clavicule, puis de la saillie que fait au-devant et au-dessous de cet os l'extrémité antérieure de la première côte, et enfin des rapports existant entre les os qui forment les articulations sterno-costale et sterno-claviculaire.

Ils ne permettent pas davantage d'apprécier convenablement la direction des deux premières côtes, ou pour mieux dire du premier cercle osseux du thorax relativement à l'horizon.

Il faut donc examiner tous ces détails et ces rapports sur le cadavre placé de préférence dans la station verticale, et l'on voit alors :

1° Qu'un instrument vulnérant assez large peut très bien s'engager au-dessous de la clavicule et au-dessus du premier arc costal, surtout si sa direction est oblique ;

2° Qu'un couteau enfoncé parallèlement au sol, et d'avant en arrière au niveau de la partie médiane de la fourchette sternale (plus élevée que l'extrémité antérieure de la première côte), va directement rencontrer la partie supérieure du corps de la troisième vertèbre dorsale ;

3° Et qu'enfin, en tenant compte de la convexité antérieure du corps des vertèbres cervicales et de la courbure en sens opposé du corps des premières vertèbres dorsales, qui permettent d'atteindre aussi bas en arrière, on peut facilement arriver à admettre ce qui semblait impossible à première vue.

Du reste, nos expériences ont confirmé de tout point les données anatomiques normales : nous avons pu plusieurs fois introduire des armes plus larges que celle de la pièce pathologique dans l'endroit indiqué sans rencontrer aucun obstacle, tout en suivant exactement l'angle déterminé dans la description que nous avons donnée.

Nous poussions la précaution jusqu'à placer la pièce du musée à côté du cou des cadavres qui servaient à nos essais, et dont l'autopsie n'était pas commencée, en employant de plus un marteau pour mieux fixer la pointe de l'instrument que nous avions fait construire sur le modèle approché de celui dont le fragment seul a été conservé.

Nous avons souvent atteint par ce moyen la tête même de la quatrième côte, et nous avons quelquefois, en ouvrant le thorax, trouvé notre arme fixée dans la tête des cinquième et sixième côtes, c'est-à-dire bien au-dessous de l'endroit qui suffirait à démontrer l'opinion que nous avons émise (1).

Ce premier point établi, nous pouvons expliquer le trajet de la lame de fer, sa cassure, les principales particularités de la blessure et les causes probables de son innocuité.

L'instrument vulnérant, dirigé d'avant en arrière, de haut en bas et de dehors en dedans, comme nous l'avons dit, a dû suivre le bord antérieur et inférieur de la clavicule, et s'enfoncer dans la petite fossette qui est directement au-dessous ; il a rasé et sûrement divisé le périoste du bord interne de la première côte, ce que pourraient servir à prouver la légère dépression ou gouttière qu'on observe sur l'os en ce point et la formation des ostéophytes qui ont été décrits (2).

Puis il a pénétré dans le thorax, au-dessous de la veine sous-

(1) Nous avons trouvé tout récemment notre arme fixée dans la tête de la sixième côte gauche sur un sujet dont la première côte mesurait $0^m,025$ de largeur au point d'introduction de l'instrument.

(2) On peut supposer que cette lésion du périoste a été assez étendue, car il existe,

clavière, qui ne reçoit aucune branche en cet endroit, immédiatement en dedans de la veine axillaire et en dehors, au contraire,
des veines mammaires internes, bien plus rapprochées que lui de
la ligne médiane du corps (1).

Il a, par suite, rencontré la plèvre et le poumon, qu'il a traversé
dans une étendue qu'il est naturellement assez difficile de préciser
en l'absence de données écrites sur l'autopsie, mais qui, d'après
nos expériences, pouvait varier entre 4 ou 6 centimètres.

Aucun autre organe important ne se trouvait, d'ailleurs, sur sa
route jusqu'à la tête de la quatrième côte, si ce n'est l'aorte, et il
n'y a nul doute que la pointe de l'instrument n'ait, pour ainsi dire,
effleuré ce vaisseau dans le cas qui nous occupe.

On sait que la crosse aortique se porte précisément vers la partie latérale gauche de la troisième vertèbre dorsale pour prendre le
nom d'aorte descendante ; or, c'est exactement à ce niveau que le
corps étranger s'est implanté dans la tête vertébrale de la quatrième côte, et de telle façon qu'entre la gaîne formée par les ostéophytes et le corps de la troisième vertèbre dorsale existe seulement le passage d'une artère aussi volumineuse que l'aorte
thoracique (2).

Cette disposition ou ce rapport constitue même une des particularités les plus intéressantes d'une observation que nous avons
voulu restituer sous son vrai jour, comme l'une des plus étonnantes
de la pathologie des plaies de poitrine.

Telle est la route que l'instrument a parcourue, et nous devons
noter la vigueur d'impulsion avec laquelle il a été poussé à travers
le canal osseux que nous avons plusieurs fois rappelé et qui ne mesurait pas moins de $0^m,025$ (3).

Il nous a fallu quelquefois employer une assez grande force
pour fixer dans nos essais, même à l'aide du marteau, l'arme dont
nous nous servions.

comme nous l'avons dit, sur le bord supérieur de l'arc intérieur de la côte un tubercule
de $0^m,005$ de hauteur, distinct de celui du scalène, et qui doit reconnaître une cause
inflammatoire analogue à celle qui a fait développer au-dessous et au même niveau les
ostéophytes qui fixent en haut le corps étranger.

(1) Pour ne rien omettre, l'arme passait, dans nos essais, tantôt au milieu, tantôt
au-dessous des fibres du sous-clavier, et très près de son tendon d'insertion à la première côte.

(2) Nous avons atteint deux fois l'aorte dans nos expériences sur le cadavre, quand
notre instrument déviait un peu en dedans de la direction que nous cherchions à lui
faire suivre aussi rigoureusement que possible.

(3) Cette étendue et le fait lui-même de la pénétration à travers des os assez résis-
tants portent à croire que l'instrument ne pouvait avoir une grande longueur ; elle
donne quelque raison à l'idée de l'emploi par l'adversaire ou l'assassin du forçat d'une
courte épée semblable à celle que renferment certaines cannes, ou encore d'un poi-
gnard très effilé ou stylet, selon quelques variantes du récit.

Toutes les conditions que nous venons de passer en revue peuvent également servir à démontrer pourquoi le corps vulnérant s'est brisé; elles donnent aussi la raison du point où sa cassure s'est effectuée.

Rappelons seulement sa direction oblique relativement à la clavicule et à la première côte, avec lesquelles il correspondait par ses deux bords, et l'on comprendra qu'un brusque mouvement de latéralité imprimé à l'arme, et surtout les efforts pour la dégager de son implantation profonde (probablement dans le but de s'en servir de nouveau), devaient nécessairement la briser au niveau de l'os qui servait de point d'appui à l'extraction (1).

Un abaissement brusque du bras, et par suite de la clavicule, aurait pu avoir le même résultat.

La cassure aurait bien pu se produire dans le cas d'entrée de l'épée au-dessus de ce dernier os; mais alors l'extrémité brisée eût été trop longue pour se loger sous le bord inférieur de la première côte, ce qui constitue un nouvel argument en faveur de notre opinion.

Une fois brisé, le fragment s'est trouvé naturellement dirigé et maintenu dans la position qu'il occupe encore, et sa présence, ainsi que la lésion du périoste, ont sans doute déterminé dans les premiers temps de la blessure une inflammation modérée dont l'une des conséquences a été la production d'ostéophytes étendus.

Une cause de même genre a fait se développer la gaîne osseuse née de la quatrième côte gauche.

En résumé, le poumon est le seul organe important qui ait pu être traversé par l'épée, et il faut remarquer que sa lésion n'était pas considérable et qu'elle intéressait son sommet, c'est-à-dire une région *relativement* peu vasculaire ou dépourvue de gros troncs artériels veineux ou bronchiques.

C'est là, sans aucun doute, ce qui peut expliquer comment le sujet a pu vivre plusieurs années sans inconvénient avec un corps étranger aussi singulièrement placé.

Nous sommes loin de croire, toutefois, qu'une pareille plaie pénétrante ait pu passer inaperçue, soit à son début, soit même longtemps après.

Des accidents ont dû se montrer du côté des voies respiratoires, des crachats sanguins ont pu être expectorés, une pneumonie par-

---

(1) On pourrait invoquer, il est vrai, une cassure en un point tout à fait autre et en rattacher la cause à un défaut du fer; mais on doit évidemment se renfermer dans les circonstances ordinaires d'une blessure, sans chercher des explications accidentelles à l'appui desquelles on ne peut apporter que des suppositions presque incompatibles, d'ailleurs, avec la force de pénétration de l'arme.

tielle au moins s'est sans doute déclarée , et l'implantation de l'épée, comme son maintien dans la double gaîne qui revêt ses extrémités, devaient aussi gêner d'une manière sensible les phénomènes d'ampliation ou de resserrement des parois du thorax.

La vie cependant s'est conservée, et la gravité incontestable de la blessure est une raison qui reculerait, à notre avis, la date précise de l'accident bien avant la condamnation du forçat.

L'organisation complète et l'étendue des ostéophytes sont , d'ailleurs, des preuves irrécusables d'une époque éloignée.

IV. — CONCLUSIONS.

Telles sont les déductions pathologiques qu'il nous a semblé possible de tirer des détails d'une observation sans aucun doute remarquable par sa rareté et sa singularité.

Elles emportent avec elles leur enseignement, et nous croyons pouvoir conclure des développements dans lesquels leur étude nous a entraîné et des recherches bibliographiques qu'elles nous ont conduit à faire :

1° Qu'il ne faut pas être trop incrédule relativement aux faits merveilleux de la chirurgie, car il est des exemples presque invraisemblables, mais authentiques, de guérisons survenues dans les conditions les plus fâcheuses ;

2° Qu'il est toujours bon de revoir et de raisonner ce qu'on écrit avant de faire gémir la presse, et pour ne point contrister ceux qui doivent prendre la peine de nous lire ;

3° Qu'il est plus utile encore de ne rien raconter de mémoire dans une science qui a besoin de faits précis et complétement détaillés ;

4° Et qu'enfin il est grandement méritoire de ne point induire son prochain en erreur, en perte de temps et en pérégrinations inutiles, par des citations tronquées, incomplètes ou inexactes, quand on ne s'est pas laissé presque complaisamment aller à les embellir au gré de la folle du logis.

Il est vrai que, si toutes ces règles avaient été observées, je n'aurais pas eu l'occasion d'augmenter *de nombre* les intéressants chapitres publiés par M. Verneuil dans la *Gazette hebdomadaire de médecine* de Paris ; mais on excusera peut-être ma hardiesse quand j'aurai rappelé, en façon de passeport, à la Société de chirurgie que je me suis souvenu du *delenda Carthago* de son secrétaire général, M. Marjolin, dans la séance annuelle du 14 juillet 1858 :

« Le moyen d'aplanir les difficultés si grandes de la science mé-
» dicale serait pourtant bien facile, ce serait de s'astreindre à ne
» publier que des observations complètes. »

Rochefort, 20 septembre 1860.

PUBLICATIONS DU MÊME AUTEUR.

1857. — **De l'emploi du chloroforme comme anesthésique dans la médecine navale** (*Gazette des hôpitaux*, p. 355 et 359.)

1858. — **Une campagne médicale aux mers du Sud**, Paris, RIGNOUX, in-4°.

— **Non identité de la fièvre jaune et des fièvres paludéennes**, (*Gazette des hôpitaux*, p. 531, et *Annuaire de médecine et de chirurgie pratiques* de JAMAIN et WAHU, 1859, p. 23).

1860. — **Plaie du larynx dans un cas de suicide, section transversale complète, guérison en vingt-trois jours** (*Gazette des hôpitaux*, p. 78).

— **Le tatouage aux îles Marquises, fragment ethnologique** (*Bulletin de la Société d'anthropologie de Paris*, t. 1er, p. 99, et Paris, VICTOR MASSON (*Mémoire*).

— **Coliques saturnines** chez un ouvrier du port de Rochefort, employé à la fabrication des boîtes de conserves de la marine (*Gazette des hôpitaux*, p. 526.)

1861. — **Cryptorchidie, absence d'animalcules dans le sperme** (*Bulletin de la Société de biologie pour* 1860, *Gazette médicale*, p. 122).

— **De l'emploi méthodique des anesthésiques et principalement du chloroforme à l'aide de l'appareil réglementaire dans le service de santé de la marine**. Paris, VICTOR MASSON et fils (*Mémoire*).

— **Un chapitre des erreurs, lacunes et imperfections de la littérature médicale**. Lettre chirurgicale à M. le docteur AR. VERNEUIL (*Gazette hebdomadaire de médecine et de chirurgie*, et Paris, VICTOR MASSON et fils (*Mémoire*).

61

PUBLICATIONS DU MÊME AUTEUR

1857. — **De l'emploi du chloroforme comme anesthésique dans la médecine navale** (*Gazette des hôpitaux*, p. 355 et 359.)

1858. — **Une campagne médicale aux mers du Sud**, Paris, RIGNOUX, in-4°.

— **Non identité de la fièvre jaune et des fièvres paludéennes**, (*Gazette des hôpitaux*, p. 531, et *Annuaire de médecine et de chirurgie pratiques* de JAMAIN et WAHU, 1859, p. 23).

1860. — **Plaie du larynx dans un cas de suicide, section transversale complète, guérison en vingt-trois jours** (*Gazette des hôpitaux*, p. 78).

— **Le tatouage aux îles Marquises, fragment ethnologique** (*Bulletin de la Société d'anthropologie de Paris*, t. 1er, p. 99, et Paris, VICTOR MASSON (*Mémoire*).

— **Coliques saturnines** chez un ouvrier du port de Rochefort, employé à la fabrication des boîtes de conserves de la marine (*Gazette des hôpitaux*, p. 526.)

1861. — **Cryptorchidie, absence d'animalcules dans le sperme** (*Bulletin de la Société de biologie pour 1860, Gazette médicale*, p. 122).

— **De l'emploi méthodique des anesthésiques et principalement du chloroforme à l'aide de l'appareil réglementaire dans le service de santé de la marine.** Paris, VICTOR MASSON et fils (*Mémoire*).

— **Un chapitre des erreurs, lacunes et imperfections de la littérature médicale.** Lettre chirurgicale à M. le docteur AR. VERNEUIL (*Gazette hebdomadaire de médecine et de chirurgie*, et Paris, VICTOR MASSON et fils (*Mémoire*).

Paris. — Imprimerie de L. MARTINET, rue Mignon, 2.